AF900569

Pflanzliche Urtinkturen

Inhalt

Einleitung

Seit vielen Jahrzehnten erfreuen sich pflanzliche Urtinkturen einer stetig wachsenden Beliebtheit, denn sie stellen eine besonders wirksame und verträgliche Form pflanzlicher Arzneimittel dar. In keiner anderen Zubereitung – eine wesensgerechte Herstellung vorausgesetzt – wird das Wesen einer Heilpflanze in seiner Gesamtheit so klar vermittelt, was unter anderem im harmonischen und abgerundeten Aroma und Geschmack zum Ausdruck kommt. Solche »wesenhaften« Urtinkturen wirken im eigentlichen Sinn des Wortes ganzheitlich, das heißt, sowohl auf körperlicher als auch auf seelischer und regulativer Ebene, denn sie enthalten durch die besondere Herstellung das volle Spektrum pflanzlicher Wirkprinzipien: Wirkstoffe, Information und Lebenskraft.

Dieser Pocket Guide dient als kompaktes Nachschlagewerk für medizinische Fachpersonen oder interessierte Laien, um pflanzliche Urtinkturen sicher und gezielt in die Beratung oder Anwendung zu integrieren. Er basiert auf dem Standardwerk »Pflanzliche Urtinkturen – Wesen und Anwendung« von Roger und Hildegard Kalbermatten und bietet neben generellen Hinweisen zur Anwendung hauptsächlich das übersichtliche Indikationsverzeichnis aus dem Original im Kompaktformat. Dieses kann im Alltag helfen, anhand der phytotherapeutischen Indikation schnell die passende Urtinktur zu finden. Sind gleichzeitig mehrere Urtinkturen angezeigt, kann die Wesensbeschreibung der entsprechenden Pflanzen (in der Originalausgabe eingehend beschrieben) helfen, die für die spezifische Person am besten passende Heilpflanze auszuwählen.

Urtinkturen vermögen auf einzigartige Weise die sanften, wärmenden und oft tiefgreifenden Qualitäten von Heilpflanzen zu vermitteln und können dadurch nicht nur treue Begleiterinnen im Alltag, sondern auch wertvolle natürliche Impulsgeberinnen auf dem individuellen Weg zu mehr Gesundheit, innerem Gleichgewicht und persönlicher Entwicklung sein. Möge Ihnen dieses kleine Buch eine Unterstützung dabei sein.

Qualität als Voraussetzung

Die Anwendung von Arzneimitteln aus Pflanzen hat eine lange Tradition. Jedoch wurde die Art und Weise ihrer Zubereitung im Laufe der Zeit immer wieder verändert. Heutige Herstellungsverfahren konzentrieren sich in der Regel auf die chemisch nachweisbaren pflanzlichen Wirkstoffe. Die immateriellen Faktoren Information und Lebensenergie der Pflanze sind aber für deren Wirksamkeit ebenso bedeutsam und reagieren sehr empfindlich auf die Art und Weise der Herstellung. Das Bewahren und das Stärken dieser feinstofflichen Wirkprinzipien erfordern einen Herstellungsprozess, der im Einklang mit den Lebensgesetzen steht und die geistige Ordnung der Natur berücksichtigt.

Ein solcher Prozess führt, wenn er konsequent angewendet wird, zu einer wesenhaften pflanzlichen Urtinktur, da nur diese Arzneiform alle drei pflanzlichen Wirkprinzipien vereint: Wirkstoffe, Information und Lebensenergie – das volle Wirkspektrum.

Für die Herstellung gelten zusammengefasst folgende Kriterien:

1. Hochwertige Qualität der Rohstoffe (mindestens biologisch, wenn möglich Demeter-Anbau oder artgerechte Wildsammlung)
2. Keine Beschleunigungstechnologien (keine schnell laufenden Schneidemaschinen, Rührwerke, Pumpen, Zentrifugen usw.)

3. Mörsern der Pflanzen in einem geschlossenen System
4. Mehrjährige Lagerung der fertigen Urtinkturen zur Reifung

Bei all diesen äußerlichen Kriterien darf nicht vergessen werden, dass die Liebe und Sorgfalt bei jedem Arbeitsschritt im Mittelpunkt stehen müssen. Dies ist vielleicht das wichtigste Qualitätskriterium, denn die Liebe zur Arbeit mit Pflanzen verleiht uns ein inneres Gespür für die Art und Weise, wie die Pflanze verarbeitet werden muss. Sie ist die Basis für die Kommunikation mit den Heilpflanzen und für die Erkenntnis ihres Wesens.

Wesensgerecht hergestellte pflanzliche Urtinkturen ermöglichen eine völlig neue Herangehensweise in der therapeutischen Arbeit mit Heilpflanzen, da sie mitunter auch psychische Krankheitsursachen zu therapieren vermögen. Dies setzt jedoch voraus, dass die passgenaue Urtinktur ermittelt wird, ausgehend von der psychischen Konstitution der Patientinnen und Patienten sowie ihren aktuellen Lebensumständen. Der vorliegende Pocket Guide zum Buch »Pflanzliche Urtinkturen« soll Ihnen dabei helfen, im therapeutischen Alltag schnell und sicher die richtige Wahl zu treffen.

Urtinkturen richtig anwenden

Wesenhafte Urtinkturen werden angewendet gemäß:

- den bekannten körperlichen Indikationen
- den körperlichen Indikationen und dem Wesen der Pflanze
- ausschließlich gemäß dem Wesen der Pflanze

Insbesondere die tiefe Dosierung im Vergleich zu herkömmlich hergestellten Urtinkturen verdient besondere Aufmerksamkeit und kann wie folgt zusammengefasst werden:

Dosierungsempfehlungen

- Individuelle Dosierung: 1–3-mal täglich 2–5 Tropfen.
- Durchschnittliche Dosierung: 3-mal täglich 3 Tropfen.
- Die Tropfen in etwas Wasser verdünnen.
- Vor dem Schlucken gründlich im Mund einspeicheln.
- Eine halbe Stunde vor dem Essen oder eine Stunde nach dem Essen einnehmen.
- Dosis und Häufigkeit selbst erspüren.
- Auf Verlangen oder Abneigung achten.

Anwendung bei Kindern

- Immer verdünnt in Wasser verabreichen.
- Dosierung einschleichen.
- Für Kleinkinder: 1–3-mal täglich 1 Tropfen.
- Für Kinder ab 6 Jahren: 1–3-mal täglich 2 Tropfen.
- Für Kinder ab 12 Jahren: 1–3-mal täglich 3 Tropfen.

Schwangerschaft und Stillzeit

Wesenhafte Urtinkturen können in der angegebenen tiefen Dosis während der ganzen Schwangerschaft und Stillzeit eingenommen werden.* Da viele Frauen in der Schwangerschaft empfindlicher reagieren, ist das Einschleichen der Produkte von Vorteil.

Nebenwirkungen

Nebenwirkungen sind bei der Einnahme von wesenhaften Urtinkturen nicht bekannt.*

* Ausnahmen siehe Pflanzenbeschreibungen im Buch »Pflanzliche Urtinkturen. Wesen und Anwendung« von Roger und Hildegard Kalbermatten.

Anwendungsgebiete im Überblick

Die nachfolgende Aufstellung vermittelt eine Übersicht der wichtigsten Anwendungsgebiete mit den dazugehörenden Urtinkturen, Kombinationsmitteln und homöopathischen Dilutionen.

Leber-Galle-System:

Taraxacum Ø
Carduus marianus Ø
Taraxacum comp.
Cynara scolymus Ø
Cichorium intybus radix Ø
Chelidonium D4, D6, D8

Verdauung:

Gentiana lutea Ø
Absinthium Ø
Centaurium Ø
Melissa Ø
Melissa comp.
Lavandula Ø
Imperatoria ostruthium Ø
Angelica archangelica Ø

Nieren-Blasen-System:

Allium ursinum Ø
Betula pendula folium Ø
Equisetum arvense Ø
Epilobium parviflorum Ø
Fraxinus excelsior folium Ø
Solidago virgaurea Ø
Solidago comp.
Urtica dioica Ø
Berberis D3, D6

Nervosität und Schlafstörungen:

Avena sativa Ø
Lupulus Ø
Valeriana Ø
Valeriana comp.
Passiflora incarnata Ø
Melissa Ø
Lavandula Ø
Hypericum Ø
Daucus comp.

Herz-Kreislauf-System:

Crataegus Ø
Convallaria D4, D6
Passiflora incarnata Ø
Viscum Ø
Rosmarinus recens Ø
Ginkgo Ø
Melilotus officinalis Ø
Aesculus Ø

Erkältungskrankheiten:

Echinacea purpurea Ø
Filipendula ulmaria Ø
Sambucus nigra Ø
Hedera helix Ø
Hedera comp.
Pulmonaria officinalis Ø
Marrubium vulgare Ø
Thymus vulgaris Ø
Salvia officinalis Ø
Plantago lanceolata Ø
Tropaeolum majus Ø
Allium cepa D6
Belladonna D6

Heuschnupfen:
Urtica-Sambucus comp.
Mercurialis D2, D6, D12
Euphrasia Ø

Rheumatischer Formenkreis:
Fraxinus excelsior folium Ø
Betula pendula folium Ø
Urtica dioica Ø
Artemisia abrotanum Ø
Rosmarinus recens Ø
Ribes nigrum folium Ø
Colchicum D12

Frauenkrankheiten:
Alchemilla Ø
Alchemilla comp.
Artemisia vulgaris Ø
Cimicifuga D2
Chamomilla Ø
Lycopus europaeus Ø
Millefolium Ø
Bellis perennis Ø
Capsella bursa-pastoris Ø
Petasites D6
Ribes nigrum folium Ø
Vitex agnus castus D2

Notfallmittel (Schock):
Geranium robertianum Ø
Arnica D6, D12, D30

Indikationsverzeichnis

Indikationen	Begleitindikationen	Mittel
Abstillen		Salvia officinalis Ø
Abwehrschwäche	mangelndes Selbstbewusstsein	Imperatoria ostruthium Ø
	Infektionen	Echinacea purpurea Ø
	allgemeine Schwäche	Angelica archangelica Ø
	Teilnahmslosigkeit, Depression	Absinthium Ø
	Kälteempfindlichkeit	Thymus vulgaris Ø
ADHS	Kopflastigkeit	Valeriana Ø
	Belastung durch Elektrosmog	Ginkgo Ø
	Bewegungsunruhe, Angst	Passiflora incarnata Ø
	Überforderung	Avena sativa Ø
Aerophagie siehe Luftschlucken		
Akne siehe auch Ausleitungsbedarf	hormonell bedingt	Viola tricolor Ø
Allergien	Stauungsprozesse, Leber und Galle	Taraxacum Ø
	Stoffwechselschwäche	Urtica dioica Ø
	Heuschnupfen akut	Mercurialis D2, D6, D12
	Heuschnupfen vorbeugend und akut	Urtica-Sambucus comp.
	gegen Tierhaare	Urtica-Sambucus comp.

Indikationen	Begleitindikationen	Mittel
Altersbeschwerden	Abnahme der geistigen Leistungsfähigkeit	Ginkgo Ø
Altersherz	Druck in der Herzgegend	Crataegus Ø
Amenorrhö siehe Menstruationsbeschwerden		
Anämie	mangelnde Begeisterungsfähigkeit	Rosmarinus recens Ø
	Stoffwechselschwäche	Urtica dioica Ø
	Teilnahmslosigkeit, Depression	Absinthium Ø
Anaphrodisiakum		Lupulus Ø
Angina pectoris		Crataegus Ø
Angst	Depressionen	Hypericum Ø
	Albträume	Viscum Ø
	Verlassenheitsängste	Angelica archangelica Ø
	Unruhe	Passiflora incarnata Ø
	Schlafstörungen	Lavandula Ø
	große Spannungen	Valeriana Ø
Anorexia nervosa siehe Essstörungen – Magersucht		

Indikationen	Begleitindikationen	Mittel
Antriebsschwäche	Konzentrationsstörungen	Daucus comp.
	Wärmemangel, Pankreasschwäche	Hypericum comp.
	mangelnde Begeisterungsfähigkeit	Rosmarinus recens Ø
	Stauungsprozesse Leber, Galle, Mangel an Beweglichkeit	Taraxacum Ø
	Mutlosigkeit	Angelica archangelica Ø
	Zerstreutheit	Daucus comp.
	Teilnahmslosigkeit, depressive Verstimmung	Absinthium Ø
Aphten	äußerlich	Plantago lanceolata Ø Chamomilla Ø
Appetitlosigkeit	psychosomatisch	Centaurium Ø
	Verdauungsschwäche	Gentiana lutea Ø
	Völlegefühl	Melissa comp.
	Stauungsprozesse, Leber und Galle	Taraxacum Ø
	vor allem bei Kindern	Cichorium intybus radix Ø
	psychosomatisch	Angelica archangelica Ø
	harmonisierend	Cynara scolymus Ø
	psychovegetative Schwächezustände	Absinthium Ø Millefolium Ø

Indikationen	Begleitindikationen	Mittel
Arteriosklerose	Bluthochdruck	Allium ursinum Ø
	erhöhte Blutfettwerte	Cynara scolymus Ø
	vorbeugend	Crataegus Ø
Arthritis	psychosomatisch, siehe auch Rheumatischer Formenkreis	Fraxinus excelsior folium Ø
	Stoffwechselschwäche	Urtica dioica Ø
Arthrose siehe auch Rheumatischer Formenkreis		Fraxinus excelsior folium Ø
Asthma	Angstzustände	Hedera helix Ø
	langwierig – hartnäckig – zehrend	Glechoma hederacea Ø
	Druck in der Herzgegend	Crataegus Ø
Atemwegserkrankungen	Entzündungen	Chamomilla Ø
	Abwehrschwäche	Echinacea purpurea Ø
	langwierig – hartnäckig – zehrend	Glechoma hederacea Ø
	chronische Sinusitis	Sambucus nigra Ø Tropaeolum majus Ø Angelica archangelica Ø
Atonische Zustände der Gallenwege		Absinthium Ø
Atonische Zustände des Magens		Absinthium Ø
Augenleiden	Nervosität, Spannungen	Valeriana Ø
	brennende, tränende Augen, Ermüdungserscheinungen	Euphrasia Ø

Indikationen	Begleitindikationen	Mittel
Ausleitungsbedarf		
Anregung der Leber- und Gallenfunktion	Leberschwäche	Cichorium intybus radix Ø
Anregung der Leberfunktion	Stauungsprozesse, Leber und Galle	Taraxacum Ø
	Leberschutz, -regeneration	Carduus marianus Ø
	Belastung der Leber durch Medikamente, Umweltgifte u. ä.	Carduus marianus Ø
	Leberschwäche	Taraxacum comp.
Anregung der Nierenfunktion	Erstarrungszustände	Betula pendula folium Ø
	Bindegewebsschwäche	Equisetum arvense Ø Solidago comp.
	Stoffwechselschwäche	Urtica dioica Ø
	geschwächte Nierenfunktion	Solidago virgaurea Ø
Anregung des Lymphflusses	Vitalitätsverlust	Calendula Ø
	Stautendenz	Melilotus officinalis Ø
	Schockzustände	Geranium robertianum Ø
Schwermetallausleitung	Stoffwechselschwäche	Allium ursinum Ø
	Überwindung der Blut-Hirnschranke	Coriandrum Ø
Bandscheibenvorfall		Hypericum Ø
	Bindegewebsschwäche	Equisetum arvense Ø
Bauchspeicheldrüsenschwäche		Hypericum comp. Gentiana lutea Ø

Indikationen	Begleitindikationen	Mittel
Beine		
Schwellungen	chronische Veneninsuffizienz	Melilotus officinalis Ø
Juckreiz	chronische Veneninsuffizienz	Melilotus officinalis Ø
Schmerzen und Schweregefühl	chronische Veneninsuffizienz	Melilotus officinalis Ø
		Aesculus Ø
Belastbarkeit, verminderte		Avena sativa Ø
Bettnässen	psychische Belastung	Hypericum Ø
	Sorgen	Passiflora incarnata Ø
	innere Spannungen	Valeriana Ø
Bindegewebeschwäche		Equisetum arvense Ø
Bindegewebeverschlackung		Equisetum arvense Ø
Bindehautentzündung		Euphrasia Ø
Blähungen	Verdauungsschwäche	Gentiana lutea Ø
	Krämpfe, Übelkeit	Mentha piperita Ø
	Entzündungen	Salvia officinalis Ø
	Darmflora, gestörte	Tropaeolum majus Ø
		Angelica archangelica Ø
	Aufstoßen	Taraxacum comp.

Indikationen	Begleitindikationen	Mittel
Blasenentzündung		Solidago comp.
	Beziehungsproblematik	Solidago virgaurea Ø
	Erstarrungszustände	Betula pendula folium Ø
	Bindegewebsschwäche	Equisetum arvense Ø
	Abwehrschwäche	Echinacea purpurea Ø
		Tropaeolum majus Ø
Blutarmut siehe Anämie		
Blutdruckstörungen	regulierend	Crataegus Ø
	Druck in der Herzgegend	Crataegus Ø
zu hoher Blutdruck (Hypertonie)		Viscum Ø
	Arteriosklerose	Allium ursinum Ø
zu niedriger Blutdruck (Hypotonie)	mangelnde Begeisterungsfähigkeit	Rosmarinus recens Ø
Blutergüsse siehe auch Verletzungen, stumpfe		Bellis perennis Ø
Blutfettwerte, erhöhte		Cynara scolymus Ø
Blutreinigung		Urtica dioica Ø
		Allium ursinum Ø
Blutungen		Bellis perennis Ø
	zur lokalen Anwendung	Capsella bursa-pastoris Ø
	starke hellrote Farbe	Millefolium Ø
Borreliose	Hautrötungen, Erythema	Dipsacus fullonum Ø
	Nach Zeckenbissen und begleitend in der Borreliosetherapie	Geranium robertianum Ø

Indikationen	Begleitindikationen	Mittel
Brechreiz, siehe Übelkeit		
Bronchialkatarrh		Hedera comp.
		Imperatoria ostruthium Ø
Bronchitis	Abwehrschwäche	Echinacea purpurea Ø
	langwierig – hartnäckig – zehrend	Glechoma hederacea Ø
	kältebedingt	Thymus vulgaris Ø
		Tropaeolum majus Ø
	spastische, siehe auch Husten	Hedera helix Ø
akute		Pulmonaria officinalis Ø
	starke Emotionalität	Plantago lanceolata Ø
chronische		Plantago lanceolata Ø
		Hedera comp.
		Pulmonaria officinalis Ø
spastische		Hedera comp.
Bulimie siehe Essstörungen – Ess-Brechsucht		
Burnout-Syndrom siehe auch Erschöpfungszustände		Avena sativa Ø
		Rosmarinus recens Ø
		Fraxinus excelsior folium Ø
		Angelica archangelica Ø
		Millefolium Ø
		Hypericum Ø
Chronische venöse Insuffizienz		Melilotus officinalis Ø
		Aesculus Ø

Indikationen	Begleitindikationen	Mittel
Cystitis siehe Blasenentzündung		
Darmflora, gestörte	Mykosen	Tropaeolum majus Ø
	Dysbiose	Allium ursinum Ø
Darmschleimhautentzündung		Allium ursinum Ø
		Chamomilla Ø
		Salvia officinalis Ø
Dreimonatskoliken		Chamomilla Ø
Drüsenschwellungen		Geranium robertianum Ø
Durchblutungsstörungen	degenerative Gefäßerkrankungen	Ginkgo Ø
	venös bedingte	Melilotus officinalis Ø
	Arteriosklerose	Allium ursinum Ø
Durchblutungsstörungen, koronare		Crataegus Ø
Durchblutungsstörungen, periphere	infolge degenerativer Gefäßerkrankungen	Ginkgo Ø
Durchblutungsstörungen, venöse		Millefolium Ø
Durchblutungsstörungen, zerebrale	Schwindel	Ginkgo Ø
Durchfall		Alchemilla Ø
	bei Nervosität	Lavandula Ø
	Entzündungen	Salvia officinalis Ø
	Darmflora, gestörte	Tropaeolum majus Ø
	bei Kindern	Chamomilla Ø
	Folge einer Lebererkrankung	Carduus marianus Ø
Dysbiose siehe Darmflora, gestörte		

Indikationen	Begleitindikationen	Mittel
Dysmenorrhö siehe Menstruationsbeschwerden		
Dyspeptische Beschwerden siehe Verdauungsbeschwerden		
Einschlafstörungen	Angst	Lavandula Ø
	tagsüber schläfrig, nachts wach	Lupulus Ø
	bei Überforderung	Avena sativa Ø
	Sorgen	Passiflora incarnata Ø
	Überempfindlichkeit aller Sinne	Valeriana Ø
		Valeriana comp.
Eiterungen der Haut und Schleimhaut		Chamomilla Ø
		Calendula Ø
Ekzeme	Giftbelastung, Abgrenzungsprobleme	Carduus marianus Ø
	Lymphaktivierungsbedarf	Geranium robertianum Ø
	Ausleitungsbedarf über Nieren	Berberis D3, D6
		Urtica dioica Ø
		Viola tricolor Ø
		Allium ursinum Ø
	vor allem bei Kindern	Bellis perennis Ø
Elektrosmogbelastung		Ginkgo-Dryopteris comp.
Energiemangel siehe auch Erschöpfungszustände	Kälteempfindlichkeit	Hypericum comp.
Entgiftung siehe Ausleitungsbedarf		

Indikationen	Begleitindikationen	Mittel
Entzündungen	Schmerzen	Chamomilla Ø
	Abwehrschwäche	Echinacea purpurea Ø
	chronisch	Artemisia abrotanum Ø
Entzündungen der Atemwege	Wundheit der Schleimhäute	Plantago lanceolata Ø
	chronische Bronchitis	Sambucus nigra Ø
hoch fieberhaft	nach homöopath. Arzneimittelbild	Aconitum D6
hoch fieberhaft, Rötung	nach homöopath. Arzneimittelbild	Belladonna D6
im Mund- und Rachenraum		Chamomilla Ø
Erfrierungen		Calendula Ø
Erkältungskrankheiten	Abwehrschwäche	Echinacea purpurea Ø
	langwierig, chronisch	Glechoma hederacea Ø
	Vorbeugung	Echinacea purpurea Ø
Erkältungskrankheiten – Bronchitis	chronische Atemwegserkrankungen	Sambucus nigra Ø
Erregungszustände, nervöse		Valeriana Ø
Erschöpfungszustände	Überforderung (nach Krankheiten)	Avena sativa Ø
	Kreislaufschwäche	Crataegus Ø Rosmarinus recens Ø
	Stoffwechselschwäche	Urtica dioica Ø
	nach langwierigen, zehrenden Erkrankungen	Glechoma hederacea Ø
	depressive Verstimmung	Hypericum Ø
	Energiemangel	Hypericum comp.

Indikationen	Begleitindikationen	Mittel
Erschöpfungszustände (Fortsetzung)	Verdauungsschwäche	Gentiana lutea Ø
		Angelica archangelica Ø
	psychovegetative Schwächezustände	Absinthium Ø
Erstarrungsprozesse	Erkältungskrankheiten	Glechoma hederacea Ø
	Leberfunktionsstörungen	Taraxacum Ø
Essstörungen		
Ess-Brechsucht (Bulimie)		Centaurium Ø
Magersucht (Anorexia nervosa)		Centaurium Ø
Übergewicht (Adipositas)	begleitend	Gentiana lutea Ø
	begleitend bei Fettleibigkeit	Cynara scolymus Ø
Extrasystolen siehe auch Herzbeschwerden	Druck in der Herzgegend	Crataegus Ø
Fettstoffwechselstörungen	Lipidwerte erhöht, Stauungsprozesse, Leber und Galle	Cynara scolymus Ø
Fettverdauung, mangelnde	Stauungsprozesse, Leber und Galle	Taraxacum Ø
Fibromyalgie		Fraxinus excelsior folium Ø
Fieber	heftig, plötzlich, mit Schweiß	Belladonna D6
	beginnender Infekt ohne Schweiß	Aconitum D6, D12
	grippale Infekte ohne Schweiß	Sambucus nigra Ø
Fluor albus		Alchemilla Ø
Frakturen siehe Knochenbrüche		
Frauenkrankheiten	Hauptmittel	Alchemilla Ø

Indikationen	Begleitindikationen	Mittel
Frösteln		Hypericum comp.
Frühjahrsmüdigkeit	Stauungsprozesse, Leber und Galle	Taraxacum Ø
	Stoffwechselschwäche	Urtica dioica Ø
		Glechoma hederacea Ø
		Allium ursinum Ø
		Absinthium Ø
		Betula pendula folium Ø
Gallenbeschwerden, funktionelle		Taraxacum comp.
Gallenbeschwerden, krampfartige		Mentha piperita Ø
Gallenfluss/Gallebildung, mangelnde	Stauungsprozesse	Taraxacum Ø
	mangelnde Bildung/Steinprophylaxe	Chelidonium D4, D6, D8
		Cichorium intybus radix Ø
	Krämpfe, Übelkeit	Mentha piperita Ø
	psychovegetative Schwächezustände	Absinthium Ø
Gallenschwäche	Ausleitungsbedarf	Taraxacum comp.
		Cichorium intybus radix Ø
Gallensteine	Stauungsprozesse	Taraxacum Ø
	nach homöopath. Arzneimittelbild	Chelidonium D4, D6, D8
Gallensteine, vorbeugend	Rezidivprophylaxe	Cynara scolymus Ø
Gastropathien siehe Magenbeschwerden		
Gebärmutterverletzungen		Bellis perennis Ø
Geburtsnachbereitung	Gebärmutterrückbildung	Bellis perennis Ø

Indikationen	Begleitindikationen	Mittel
Geburtsvor- und -nachbereitung		Alchemilla Ø
		Artemisia vulgaris Ø
Gedächtnisschwäche	organisches Psychosyndrom	Ginkgo Ø
Gedankenflucht	Überempfindlichkeit aller Sinne	Valeriana Ø
Gerstenkorn	begleitend	Euphrasia Ø
Gicht	Stauungsprozesse, Leber und Galle	Taraxacum Ø
	Stoffwechselschwäche	Urtica dioica Ø
		Artemisia abrotanum Ø
	nach homöopath. Arzneimittelbild	Colchicum D12
		Ribes nigrum folium Ø
Gingivitis siehe Zahnfleischentzündung		
Gliederschmerzen, ruckartige	Überempfindlichkeit aller Sinne	Valeriana Ø
Grippale Infekte	zur Ausheilung	Echinacea purpurea comp.
Grippale Infekte, ohne Fieber	Abwehrschwäche, zur Vorbeugung	Echinacea purpurea Ø
Grippale Infekte, ohne Schweiß	Fieber	Sambucus nigra Ø
		Filipendula ulmaria Ø
Grippe		Tropaeolum majus Ø
	bei Unruhe	Aconitum D6
Halsschmerzen siehe Rachenentzündung		
Hämorrhoiden	chronische Veneninsuffizienz	Aesculus Ø
		Melilotus officinalis Ø
		Millefolium Ø

Indikationen	Begleitindikationen	Mittel
Harnfluss, mangelhafter	Stauungsprozesse, Niere	Solidago virgaurea Ø
	Stauungsprozesse, Leber	Taraxacum Ø
		Solidago comp.
	Beschwerden durch Prostatavergrößerung	Epilobium parviflorum Ø
Harnwegsinfekte		Ribes nigrum folium Ø
		Tropaeolum majus Ø
		Urtica dioica Ø
	Durchspülungstherapie	Betula pendula folium Ø
	Bindegewebsschwäche	Equisetum arvense Ø
	Beziehungsproblematik	Solidago virgaurea Ø
		Solidago comp.
Harnwegsinfekte, wiederholte	Abwehrschwäche	Echinacea purpurea Ø
Haut- und Schleimhautentzündungen		Plantago lanceolata Ø
		Millefolium Ø
		Chamomilla Ø
		Calendula Ø
		Geranium robertianum Ø
Hautausschläge	Ausleitungsbedarf über Nieren	Betula pendula folium Ø
	Nierenschwäche	Solidago virgaurea Ø
		Solidago comp.

Indikationen	Begleitindikationen	Mittel
Hauterkrankungen		Calendula Ø
		Equisetum arvense Ø
		Artemisia abrotanum Ø
	durch Stoffwechselschwäche	Artemisia abrotanum Ø
	vor allem bei Kindern	Bellis perennis Ø
	Lymphaktivierungsbedarf	Geranium robertianum Ø
	Stauungsprozesse, Leber und Galle	Taraxacum Ø
		Viola tricolor Ø
	Blutungen	Millefolium Ø
Hautkrankheiten, nesselsuchtartige	allergisch, brennend, juckend	Urtica dioica Ø
Heiserkeit		Salvia officinalis Ø
		Plantago lanceolata Ø
Hepatitiden siehe Lebererkrankungen		
Herpes labialis (Fieberbläschen)		Melissa Ø
Herpes zoster (Gürtelrose)		Hypericum Ø
Herzbeschwerden	Druck- und Beklemmungsgefühl	Crataegus Ø
Extrasystolen	Nach homöopath. Arzneimittelbild	Convallaria D4, D6
Herzklopfen	Schilddrüsenüberfunktion	Lycopus europaeus Ø

Indikationen	Begleitindikationen	Mittel
Herzbeschwerden (Fortsetzung)		
Herzrhythmusstörungen	nachlassende Herzleistungsfähigkeit	Crataegus Ø
	nach homöopath. Arzneimittelbild	Convallaria D4, D6
	Herzstolpern, Extrasystolen	Crataegus Ø
	Vegetativ-nervöse Störungen, verbunden mit Angst, Unruhe und Schlaflosigkeit	Lycopus europaeus Ø
Herzschmerzen	psychische Unruhe	Passiflora incarnata Ø
funktionelle Insuffizienz		Crataegus Ø
Herzbeschwerden, psychovegetative		Melissa Ø
Heuschnupfen		Urtica-Sambucus comp.
	akute Stadien	Mercurialis D2, D6, D12
	Beschwerden an den Augen	Euphrasia Ø
Hirndurchblutung, mangelnde		Ginkgo Ø
Hitzewallungen siehe auch Wechseljahrbeschwerden	Wechseljahrbeschwerden	Alchemilla comp. Salvia officinalis Ø
Hordeolum siehe Gerstenkorn		
Hörsturz	begleitend	Ginkgo Ø

Indikationen	Begleitindikationen	Mittel
Husten		Hedera comp.
		Pulmonaria officinalis Ø
	krampfartig	Hedera helix Ø
	durch Kälte (psychisch und physisch) verursacht	Thymus vulgaris Ø
Husten, akuter	starke Emotionalität	Plantago lanceolata Ø
	trocken	Thymus vulgaris Ø
	mit Schleim	Marrubium vulgare Ø
		Pulmonaria officinalis Ø
Husten, chronischer		Pulmonaria officinalis Ø
	Asthma	Hedera helix Ø
Husten, trockener	mangelnde Schleimbildung	Thymus vulgaris Ø
Hyperaktivität	bei Kindern, siehe auch ADHS und nervöse Unruhe	Ginkgo Ø
Hyperhidrosis siehe Schweißbildung, übermäßige		
Hypermenorrhö siehe Menstruationsbeschwerden		
Hypertonie siehe Blutdruckstörungen, zu hoch		
Hypotonie siehe Blutdruckstörungen, zu tief		
Impetigo		Viola tricolor Ø
Infektanfälligkeit siehe Abwehrschwäche		

Indikationen	Begleitindikationen	Mittel
Infektionskrankheiten	Abwehrschwäche	Echinacea purpurea Ø
	zur Vorbeugung	Echinacea purpurea Ø
	zur Stützung des Kreislaufs	Crataegus Ø
	bei nur langsamer Besserung	Solidago virgaurea Ø
	mit schwerem Krankheitsgefühl	Chamomilla Ø
	langwierig, zehrend	Glechoma hederacea Ø
	schwere Verläufe	Tropaeolum majus Ø
Infertilität siehe Kinderwunsch, unerfüllter		
Insektenstiche	innerlich und äußerlich	Geranium robertianum Ø
	äußerlich	Plantago lanceolata Ø
Insuffizienz, venöse		Aesculus Ø
		Melilotus officinalis Ø
Ischiassyndrom		Hypericum Ø
Juckreiz		Lavandula Ø
		Viola tricolor Ø
	Augen und Rachen	Mercurialis D2, D6, D12
generalisiert	Leberschwäche	Taraxacum comp.
Beine	bedingt durch chronische Veneninsuffizienz	Melilotus officinalis Ø
		Aesculus Ø
Kälteempfindlichkeit		Hypericum comp.
		Rosmarinus recens Ø
Kältegefühl an den Extremitäten	Stauungsprozesse, Leber und Galle	Taraxacum Ø

Indikationen	Begleitindikationen	Mittel
Kehlkopfentzündung		Hedera helix Ø
		Belladonna D6
	gurgeln	Salvia officinalis Ø
Keuchhusten	Angstzustände	Hedera helix Ø
		Thymus vulgaris
Kinderwunsch, unerfüllter		Alchemilla Ø
	Blockade	Geranium robertianum Ø
	Gelbkörperschwäche	Vitex agnus castus D2
Klimakteriumsbeschwerden siehe Wechseljahrbeschwerden		
Knochenbrüche		Equisetum arvense Ø
Konjunktivitis siehe Bindehautentzündung		Euphrasia Ø
Konzentrationsstörungen	organisches Psychosyndrom	Ginkgo Ø
	Antriebsschwäche	Daucus comp.
	starke Belastung/Überforderung	Avena sativa Ø
	Spannungen	Valeriana Ø

Indikationen	Begleitindikationen	Mittel
Kopfschmerzen	begleitend	Carduus marianus Ø
	begleitend bei Infekten	Filipendula ulmaria Ø
	zerebrovaskuläre Insuffizienz	Ginkgo Ø Melilotus officinalis Ø
	mangelnde Begeisterungsfähigkeit	Rosmarinus recens Ø
	Spannungskopfschmerz	Passiflora incarnata Ø Petasites D6
	mit Druckgefühl, Gefühl von Watte im Kopf	Filipendula ulmaria Ø
vaskuläre		Allium ursinum Ø
verdauungsbedingt	Stauungsprozesse, Leber und Galle	Taraxacum Ø Lavandula Ø Cichorium intybus radix Ø Gentiana lutea Ø
hormonell bedingt		Cimicifuga D2
gefäßbedingte		Allium ursinum Ø
Krampfaderleiden		Aesculus Ø Millefolium Ø
	postthrombotisches Syndrom	Melilotus officinalis Ø
Krampfadern siehe venöse Insuffizienz		
Krämpfe im Magen-Darm-Bereich		Mentha piperita Ø Chamomilla Ø

Indikationen	Begleitindikationen	Mittel
Krampfartige Schmerzen		Millefolium Ø
Krampfschmerzen	glatte Muskulatur	Petasites D6
Kreislaufbeschwerden	mangelnde Begeisterungsfähigkeit	Rosmarinus recens Ø
	unterstützend während oder nach Infektionskrankheiten	Crataegus Ø
	unterstützend bei Stress	Crataegus Ø
	unterstützend im Klimakterium	Crataegus Ø
	unterstützend bei Asthma	Crataegus Ø
Kreuzbeinschmerz siehe auch Rückenschmerzen		
Lähmungszustände	psychisch, nach Schrecken/Traumen	Geranium robertianum Ø
Laryngitis siehe Kehlkopfentzündung		
Lebererkrankungen	Abgrenzungsprobleme	Carduus marianus Ø
Lebererkrankungen		
chronisch-entzündliche		Millefolium Ø
funktionelle		Taraxacum comp.
Leberfunktionsschwäche	Ausleitungsbedarf	Taraxacum comp.
	Stauungsprozesse	Taraxacum Ø Cichorium intybus radix Ø
Leberschäden	Prophylaxe	Carduus marianus Ø
	verursacht durch Alkohol, Medikamente, Gewerbegifte, Umweltgifte	Carduus marianus Ø

Indikationen	Begleitindikationen	Mittel
Leistungsfähigkeit, verminderte im Alter		Ginkgo Ø
Lendenschmerz	chronische Veneninsuffizienz	Aesculus Ø
siehe auch Rückenschmerzen	zur Entstauung des Venenplexus	Aesculus Ø
Lidrandentzündung		Euphrasia Ø
Luftschlucken		Absinthium Ø
Lungenschwäche		Plantago lanceolata Ø
Lymphaktivierungsbedarf	Vitalitätsverlust	Calendula Ø
	Ödem	Melilotus officinalis Ø
	mit und ohne Lymphknotenschwellungen	Geranium robertianum Ø
Lymphknotenschwellungen		Geranium robertianum Ø
Magen-Darm-Beschwerden		Mentha piperita Ø
	Lebenskrisen, Ängste	Lavandula Ø
		Melissa comp.
	nervöse Unruhe	Melissa Ø
	Krämpfe, Übelkeit	Mentha piperita Ø
Magen-Darm-Beschwerden, entzündliche	Überempfindlichkeit	Chamomilla Ø
Magenbeschwerden, entzündliche		Hedera helix Ø
		Chamomilla Ø
Magenbeschwerden, nervöse	hormonelle Umstellungsphase	Lupulus Ø
Magenbeschwerden, Reizmagen	Lebenskrisen, Ängste	Lavandula Ø
	Heimweh bei Kindern, nervöse Unruhe	Melissa Ø
	Spannungen	Valeriana Ø

Indikationen	Begleitindikationen	Mittel
Magenbeschwerden, -schwäche	Atonie, Magensäuremangel	Absinthium Ø
Magenbeschwerden, stressbedingte	Angst, Panik	Angelica archangelica Ø
Magenbeschwerden, -verstimmungen	Vergiftungserscheinungen	Imperatoria ostruthium Ø
Magenschwäche		Imperatoria ostruthium Ø
	psychovegetative Schwächezustände	Absinthium Ø
Mastodynie siehe Spannungsgefühl in der Brust		
Melancholie	Schrecken und Traumen	Geranium robertianum Ø
Menopausebeschwerden siehe Wechseljahrbeschwerden		
Menorrhagie siehe Menstruationsbeschwerden		
Menstruationsbeschwerden		
2. Zyklushälfte verkürzt		Vitex agnus castus D2
Hypermenorrhö der Wechseljahre		Vitex agnus castus D2
ausbleibende Blutung (Amenorrhö)		Rosmarinus recens Ø Artemisia vulgaris Ø
lang dauernde Blutungen (Menorrhagie)		Millefolium Ø Capsella bursa-pastoris Ø
schmerzhafte (Dysmenorrhö)	Krämpfe	Chamomilla Ø
		Millefolium Ø Alchemilla Ø

Indikationen	Begleitindikationen	Mittel
Menstruationsbeschwerden (Fortsetzung)		
starke Blutungen (Hypermenorrhö)		Millefolium Ø
		Capsella bursa-pastoris Ø
		Alchemilla Ø
unregelmäßige Blutungen (Metrorrhagie)		Alchemilla Ø
verlängerter Zyklus (Oligomenorrhö)		Rosmarinus recens Ø
Zwischenblutungen (Metrorrhagie)	auch Schmierblutungen	Millefolium Ø
		Capsella bursa-pastoris Ø
	Krämpfe	Alchemilla comp.
		Chamomilla Ø
		Petasites D6
Meteorismus siehe Blähungen		
Metrorrhagie siehe Menstruationsbeschwerden		
Migräne	hormonelle Störungen	Ribes nigrum folium Ø
	begleitend	Carduus marianus Ø
Milchbildung, mangelnde		Vitex agnus castus D2
Milchschorf bei Kindern		Viola tricolor Ø
Milzschwäche		Cichorium intybus radix Ø
Müdigkeit, allgemeine	Ausleitungsbedarf über Nieren	Betula pendula folium Ø

Indikationen	Begleitindikationen	Mittel
Müdigkeit, chronische siehe auch Antriebsschwäche, siehe auch Frühjahrsmüdigkeit	mangelnde Anteilnahme	Absinthium Ø
	Stoffwechselkrankheiten, Stauungsprozesse, Leber und Galle	Taraxacum Ø
Müdigkeit, heftige	Kreislaufschwäche	Crataegus Ø
Müdigkeitsanfälle, kreislaufbedingte		Crataegus Ø
Mundgeruch Begleitbehandlung		Mentha piperita Ø
Mundschleimhautentzündung		Calendula Ø
Mundschleimhautentzündung, extern		Salvia officinalis Ø
Mundschleimhautveränderung, Katarrhe der Luftwege		Plantago lanceolata Ø
Muskelschmerzen	Überempfindlichkeit aller Sinne	Valeriana Ø Bellis perennis Ø Hypericum Ø
	auch wachstumsbedingte	Bellis perennis Ø
Muskelschmerzen nach Überlastung		Arnica D6, D12, D30
Muskelzerrung		Bellis perennis Ø
Myalgien siehe Muskelschmerzen		
Mykosen, verschiedene		Tropaeolum majus Ø
Nasenbluten, lokal		Capsella bursa-pastoris Ø
Nasennebenhöhlenentzündung	chronische Atemwegserkrankungen	Sambucus nigra Ø Glechoma hederacea Ø
Nasennebenhöhlenentzündung, chronische		Sambucus nigra Ø

Indikationen	Begleitindikationen	Mittel
Nephritis siehe Nierenentzündungen		
Nervenschmerzen	Überempfindlichkeit aller Sinne	Valeriana Ø
	z. B. Ischias	Hypericum 30
		Hypericum Ø
Nervenschmerzen des Gesichtes	nach homöopath. Arzneimittelbild	Aconitum D6, D12
Nervenschwäche		Lavandula Ø
		Avena sativa Ø
	als Tonikum	Angelica archangelica Ø
Nervenverletzungen		Hypericum Ø
	nach homöopath. Arzneimittelbild	Hypericum D30
Nervöse Unruhe	depressive Verstimmung	Hypericum Ø
	Magen-Darm-Beschwerden	Melissa Ø
	Lebenskrisen, Ängste	Lavandula Ø
	Spannungen	Valeriana Ø
		Valeriana comp.
	starke Belastung/Überforderung	Avena sativa Ø
	Sorgen, auch bei Kindern	Passiflora incarnata Ø
	Wechseljahrbeschwerden	Cimicifuga D2
Nesselsucht		Urtica dioica Ø
Neuralgien siehe Nervenschmerzen		
Neurodermitis siehe auch Hauterkrankungen		Bellis perennis Ø

Indikationen	Begleitindikationen	Mittel
Nierenentzündungen		Solidago comp.
	akut und chronisch	Solidago virgaurea Ø
Nierenfunktionsstörungen	Beziehungsprobleme	Solidago virgaurea Ø
		Solidago comp.
		Ribes nigrum folium Ø
Nierengrieß	Erstarrungszustände	Betula pendula folium Ø
	Bindegewebsschwäche	Equisetum arvense Ø
		Solidago virgaurea Ø
		Solidago comp.
		Urtica dioica Ø
	nach homöopath. Arzneimittelbild	Berberis D3, D6
Nierensteine	Therapie und Prophylaxe	Solidago virgaurea Ø
Obstipation siehe Verstopfung		
Ödeme	chronische Veneninsuffizienz	Aesculus Ø
	Bindegewebsschwäche	Equisetum arvense Ø
	Nierenleiden	Solidago virgaurea Ø
		Solidago comp.
	chronische Veneninsuffizienz, Stautendenz	Melilotus officinalis Ø
verletzungsbedingte	posttraumatisch, statisch, Strukturierungsschwäche	Equisetum arvense Ø
Offene Beine siehe Ulcus cruris		

Indikationen	Begleitindikationen	Mittel
Ohrensausen	zerebrovaskuläre Insuffizienz	Ginkgo Ø Ginkgo-Dryopteris comp.
Oligomenorrhö siehe Menstruationsbeschwerden		
Osteoporose	Prophylaxe und Begleitung	Equisetum arvense Ø
Pankreasschwäche siehe Bauchspeicheldrüsenschwäche		
Parasitenbefall	Verdauungsbeschwerden	Absinthium Ø
Parodontose siehe auch Zahnfleischentzündung		Echinacea purpurea Ø Calendula Ø
Pertussis siehe Keuchhusten		
Pharyngitis siehe Rachenentzündung		
Pollenallergie, Akutmittel	nach homöopath. Arzneimittelbild	Mercurialis D2, D6, D12
Polyarthritis, chronische, siehe auch Rheumatischer Formenkreis		Fraxinus excelsior folium Ø
Postthrombotisches Syndrom	chronische Veneninsuffizienz	Aesculus Ø Melilotus officinalis Ø
Posttraumatische Belastungsstörung	psychischer Schock	Geranium robertianum Ø
	Gewalterfahrung	Bellis perennis Ø
	Stress	Avena sativa Ø
	Ödembildung, Phantomschmerz	Aesculus Ø Viscum comp.
	Panikattacken	Angelica archangelica Ø

Indikationen	Begleitindikationen	Mittel
Prämenstruelles Syndrom		Alchemilla comp.
	Schilddrüsenüberfunktion	Lycopus europaeus Ø
	Mykosen	Tropaeolum majus Ø
		Alchemilla Ø
		Vitex agnus castus D2
Prellungen siehe Verletzungen, stumpfe		
Prüfungsstress siehe Nervöse Unruhe und Konzentrationsstörungen		
Pseudokrupp		Thymus vulgaris Ø
Psychovegetativ labile Zustände	Depressionen	Hypericum Ø
	Verdauungsbeschwerden	Absinthium Ø
	Panikattacken	Angelica archangelica Ø
	nervöse Magen-Darm-Beschwerden	Lavandula Ø
		Melissa Ø
	Herzleiden	Melissa Ø
Quetschwunden		Calendula Ø
Rachenentzündung		Glechoma hederacea Ø
		Hedera helix Ø
		Plantago lanceolata Ø
		Salvia officinalis Ø
		Chamomilla Ø

Indikationen	Begleitindikationen	Mittel
Raucherhusten	chronische Atemwegserkrankungen	Sambucus nigra Ø
		Plantago lanceolata Ø
Reizbarkeit	Überempfindlichkeit aller Sinne	Chamomilla Ø
	starke Belastung/Überforderung	Avena sativa Ø
		Valeriana Ø
Reizblase		Solidago virgaurea Ø
		Hypericum Ø
Reizhusten		Hedera comp.
	starke Emotionalität	Plantago lanceolata Ø
Reizhusten, chronischer		Thymus vulgaris Ø
Reizmagen		Lavandula Ø
Rekonvaleszenz		Rosmarinus recens Ø
siehe auch Erschöpfungszustände	nach längeren Erkrankungen	Gentiana lutea Ø
Rheumatische Beschwerden	venöse Insuffizienz	Aesculus Ø
Rheumatischer Formenkreis	begleitend, siehe auch Ausleitungsbedarf	Filipendula ulmaria Ø
	Stauungsprozesse, Leber und Galle	Taraxacum Ø
	Erstarrungszustände	Betula pendula folium Ø
	mangelnde Begeisterungsfähigkeit	Rosmarinus recens Ø
	Duldsamkeit	Fraxinus excelsior folium Ø
	mit Hautausschlägen	Berberis D3, D6
	venöse Insuffizienz	Aesculus Ø

Indikationen	**Begleitindikationen**	**Mittel**
Rheumatischer Formenkreis (Fortsetzung)	Stoffwechselschwäche	Urtica dioica Ø
		Taraxacum comp.
		Solidago comp.
		Solidago virgaurea Ø
		Ribes nigrum folium Ø
		Artemisia abrotanum Ø
Roemheld-Syndrom	Nervenschwäche, siehe auch Verdauungsbeschwerden	Lavandula Ø
Rückenschmerzen, auch prämenstruell	chronische Veneninsuffizienz	Aesculus Ø
	Angst, nervöse Unruhe	Hypericum Ø
	Bindegewebsschwäche	Equisetum arvense Ø
Scheideninfektionen	Rezidivprophylaxe	Echinacea purpurea Ø
	Vaginalmykosen	Tropaeolum majus Ø
Schilddrüsenüberfunktion	vegetativ-nervöse Störungen	Lycopus europaeus Ø
Schlafrhythmusstörungen	z. B. Jetlag	Lupulus Ø
		Lavandula Ø
Schlafstörungen		Lupulus Ø
	tagsüber schläfrig, nachts wach	Lupulus Ø
	Überforderung (nach Krankheiten)	Avena sativa Ø
	Sorgen	Passiflora incarnata Ø
	Überempfindlichkeit aller Sinne	Valeriana Ø
		Valeriana comp.

Indikationen	Begleitindikationen	Mittel
Schlafstörungen (Fortsetzung)	Ängste, Lebenskrisen	Lavandula Ø
	Grübeln, Gedankenflucht	Valeriana Ø
	Unruhe oder Schmerzen bei Kindern	Chamomilla Ø
	bei nervösen Erschöpfungszuständen	Hypericum Ø
	vor allem bei Kindern und älteren Menschen	Passiflora incarnata Ø
Schleimhautblutungen		Capsella bursa-pastoris Ø
Schleimhautentzündung	im Mund- und Rachenraum	Salvia officinalis Ø Chamomilla Ø
Schleimhauterkrankungen, extern	Blutungen	Millefolium Ø
Schmerzen	Entzündungen	Chamomilla Ø
Schnittwunden		Hypericum Ø
Schnupfen	chronische Atemwegserkrankungen	Sambucus nigra Ø
	ätzend, wässriges Sekret	Allium cepa D6
	langwierig – hartnäckig – zehrend	Glechoma hederacea Ø
	durch Kälte (psychisch und physisch) verursacht	Thymus vulgaris Ø
Schockzustände	psychisch bedingte (Notfallmittel)	Geranium robertianum Ø
Schwäche siehe auch Erschöpfungszustände		

Indikationen	**Begleitindikationen**	**Mittel**
Schwächezustände	Kreislaufbeschwerden	Rosmarinus recens Ø
	Stauungsprozesse, Leber, Galle	Taraxacum Ø
	auf psychosomatischer Grundlage	Centaurium Ø
Schwächezustände, allgemeine		Imperatoria ostruthium Ø
Schwächezustände, psychovegetative	Angst, Panik, Außer-sich-Sein	Angelica archangelica Ø
	Tonisierung	Absinthium Ø
Schweißbildung, übermäßige	Wechseljahrbeschwerden	Salvia officinalis Ø
Schwerhörigkeit, Innenohr-		Ginkgo-Dryopteris comp.
Schwermetallausleitung siehe Ausleitungsbedarf		
Schwindelgefühle		Viscum Ø
		Ginkgo Ø
Seborrhoische Hauterkrankungen		Viola tricolor Ø
Sehstörungen	nervöse Spannungszustände	Valeriana Ø
	nervös oder muskulär bedingt	Euphrasia Ø
	Augenermüdung	Euphrasia Ø
Sexuelle Schwäche, bei Männern (Impotenz)	ungewöhnlich starker Trieb	Vitex agnus castus D2
Sinusitis siehe Nasennebenhöhlenentzündung		
Skoliose siehe Wirbelsäulenverformung		
Sorgen	psychische Unruhe	Passiflora incarnata Ø

Indikationen	Begleitindikationen	Mittel
Spannungsgefühl in der Brust		Lycopus europaeus Ø Alchemilla Ø Vitex agnus castus D2
Spannungszustände		Valeriana Ø
Spannungszustände, nervöse	Schlafstörungen	Valeriana comp.
Stauungsödem		Melilotus officinalis Ø
Steinprophylaxe		Solidago comp.
Sterbebegleitung		Lavandula Ø Betula pendula folium Ø
Stichwunden		Hypericum Ø
Stockschnupfen	chronische Atemwegserkrankungen	Sambucus nigra Ø
Stoffwechselanregung siehe Ausleitungsbedarf		
Stoffwechselkrankheiten	Stauungsprozesse, Leber und Galle	Taraxacum Ø
	Ablagerungen Gelenke, Niere	Urtica dioica Ø
Stresserkrankungen siehe Burnout-Syndrom, siehe Erschöpfungszustände, siehe nervöse Unruhe		
Sucht	Begleitbehandlungen	Avena sativa Ø
Symbioselenkung, Darm	nach Antibiotikatherapie zur Symbioseregeneration	Allium ursinum Ø Tropaeolum majus Ø
	Tonisierung	Gentiana lutea Ø

Indikationen	Begleitindikationen	Mittel
Therapieblockaden	langwierige zehrende Erkrankung	Glechoma hederacea Ø
	akute und lange zurückliegende Schockzustände	Geranium robertianum Ø
Thrombophlebitis		Melilotus officinalis Ø
Thrombosen, nach		Melilotus officinalis Ø
Thrombosen, vorbeugend	Veneninsuffizienz	Aesculus Ø
	Nachbehandlung nach Traumen	Aesculus Ø
Tinnitus		Ginkgo-Dryopteris comp. Ginkgo Ø
Trigeminusneuralgien		Hypericum Ø
	nach homöopath. Arzneimittelbild	Aconitum D6, D12
Übelkeit, Brechreiz	»Reisekrankheit«	Mentha piperita Ø
	begleitend bei Chemotherapie	Carduus marianus Ø
	auch in der Schwangerschaft	Cynara scolymus Ø
	Krämpfe	Mentha piperita Ø
	Leber-Galle-Beschwerden	Taraxacum comp.
Überempfindlichkeit aller Sinne	Unruhezustände	Valeriana Ø
Überforderung		Avena sativa Ø
Ulcus cruris		Melilotus officinalis Ø
	Umschläge mit verdünnter Tinktur	Calendula Ø
	chronische Veneninsuffizienz	Aesculus Ø

Indikationen	Begleitindikationen	Mittel
Unfruchtbarkeit siehe Kinderwunsch, unerfüllter		
Unruhezustände	Nervöse Unruhe	Melissa Ø
	Depressionen	Hypericum Ø
	Nervenschwäche	Lavandula Ø
	Nervöse Spannungen	Valeriana Ø
	Schlafstörungen	Valeriana comp.
Unruhezustände, psychische	Sorgen	Passiflora incarnata Ø
Unterleibsbeschwerden Entzündung der weiblichen Geschlechts-organe (Gebärmutter, Eierstöcke)	heftige Schmerzen	Alchemilla Ø Chamomilla Ø
Urticaria		Urtica dioica Ø
Varikosis siehe chronisch venöse Insuffizienz		
Vegetativ-nervöse Störungen	tagsüber schläfrig, nachts wach	Lupulus Ø
	leichte Herzrhythmusstörungen verbunden mit Angst, Unruhe und Schlaflosigkeit	Lycopus europaeus Ø
Venenentzündung	zur unterstützenden Behandlung	Melilotus officinalis Ø
Veneninsuffizienz, chronische		Aesculus Ø Melilotus officinalis Ø
Verbrennungen		Calendula Ø Hypericum Ø

Indikationen	Begleitindikationen	Mittel
Verdauungsbeschwerden	mangelnde Begeisterungsfähigkeit	Rosmarinus recens Ø
	Entzündungen und Krämpfe	Chamomilla Ø
	erhöhte Blutfettwerte	Cynara scolymus Ø
	Appetitlosigkeit	Gentiana lutea Ø
	Krämpfe, nervöse Unruhe	Melissa Ø
	Entzündungen	Salvia officinalis Ø Chamomilla Ø
	Krämpfe	Angelica archangelica Ø Millefolium Ø Melissa comp.
	Stauungsprozesse, Leber und Galle	Taraxacum Ø Cichorium intybus radix Ø
	Gärungsdyspepsie	Allium ursinum Ø
	Nervöse Unruhe, Roemheld-Syndrom	Lavandula Ø
	Schwäche der Bauchspeicheldrüse	Gentiana lutea Ø
	Völlegefühl	Gentiana lutea Ø
	Völlegefühl, Blähungen	Angelica archangelica Ø
	Entgiftungsbedarf über die Leber	Carduus marianus Ø
	psychosomatisch	Centaurium Ø
	Blähungen, Roemheld-Syndrom	Imperatoria ostruthium Ø
	psychovegetative Schwächezustände	Absinthium Ø

Indikationen	Begleitindikationen	Mittel
Vergiftungserscheinungen siehe Entgiftung		
Vergiftungszustände, akute	verursacht durch verdorbene Nahrungsmittel, Giftpflanzen, Umweltgifte, Anästhetika	Imperatoria ostruthium Ø
Vergiftungszustände, chronische	(Adjuvans zur Therapie) verursacht durch organische Substanzen (kombinieren mit Ausleitungspräparaten!)	Imperatoria ostruthium Ø
Verletzungen, stumpfe		Arnica D6, D12, D30
	durch Überanstrengung	Bellis perennis Ø
Verstopfung	Entgiftungsbedarf über die Leber	Carduus marianus Ø
	Stauungsprozesse Leber, Galle	Taraxacum Ø
Vigilanzmangel	Antriebsschwäche	Daucus comp.
Völlegefühl	Verdauungsstörungen, siehe auch Verdauungsbeschwerden	Gentiana lutea Ø
Vorbeugung von Infekten siehe Abwehrschwäche		
Vorbeugung von Osteoporose		Equisetum arvense Ø
Wadenkrämpfe	chronische Veneninsuffizienz	Aesculus Ø Melilotus officinalis Ø
Wärmehaushalt, geschwächter	Pankreasschwäche	Hypericum comp.
	ausgeprägte Kälteempfindung	Rosmarinus recens Ø

Indikationen	**Begleitindikationen**	**Mittel**
Wechseljahrbeschwerden	Hitzewallungen	Alchemilla comp.
	Kopfschmerzen	Ribes nigrum folium Ø
	Progesteronmangel	Alchemilla Ø
	psychosomatische Beschwerden, Hitzewallungen	Salvia officinalis Ø
	starke Gefühlsschwankungen	Cimicifuga D2
	zu starke Blutungen	Vitex agnus castus D2
	Unruhe, Ängste	Lavandula Ø
Weichteilrheumatismus siehe Rheumatischer Formenkreis		
Weichteilschwellungen	nach Unfall oder Operation	Aesculus Ø
Weißfluss		Alchemilla Ø
Wetterfühligkeit		Hypericum Ø
Windeldermatitis		Calendula Ø
Wirbelsäulenverformung	begleitend	Equisetum arvense Ø
Wunden	innerlich und äußerlich	Calendula Ø
	Zahnextraktion	Millefolium Ø
	Nervenverletzungen	Hypericum Ø
extern	Blutungen	Millefolium Ø
Heilung nach Operation	nach homöopath. Arzneimittelbild	Arnica D12, D30
schlecht heilende		Calendula Ø
verdünnt extern	Abwehrschwäche	Echinacea purpurea Ø

Indikationen	Begleitindikationen	Mittel
Zahnfleischentzündung		Chamomilla Ø
		Echinacea purpurea Ø
		Salvia officinalis Ø
		Calendula Ø
Zahnungsbeschwerden	Entzündungen	Chamomilla Ø
	nach homöopath. Arzneimittelbild	Chamomilla D30
	Nervöse Unruhe, Entzündungen	Chamomilla Ø
Zeckenbiss	Kreisrunde Hautrötung	Dipsacus fullonum Ø
	zur Borrelioseprophylaxe	Geranium robertianum Ø
Zerebrovaskuläre Insuffizienz siehe Durchblutungsstörungen, zerebrale		

Autorin und Autor

Dr. Roger Kalbermatten

Geboren 1950 in Zürich, Chemiker, über 40 Jahre Erfahrung auf dem Gebiet der Arzneipflanzenforschung. Entwicklung eines Verfahrens zur Optimierung der Herstellung pflanzlicher Urtinkturen. Erforschung des Wesens von Heilpflanzen durch Beobachtung und Studium ihrer Signatur an den natürlichen Standorten. Seminare und Vorträge im In- und Ausland. Gründer der Ceres Heilmittel AG, der Produktionsstätte hochwertiger Urtinkturen.

Hildegard Kalbermatten

Geboren 1953 in Rebstein, Pädagogin, Ausbildung zur Heilpraktikerin. Langjährige therapeutische Erfahrung mit pflanzlichen Heilmitteln. Erforschung des Wesens von Heilpflanzen durch das Studium ihrer Signatur. Vortragstätigkeit und Kursleitung in Pflanzenheilkunde, Mitgründerin der Ceres Heilmittel AG.